DE

L'EMPLOI DE L'ALCOOL

CHEZ LES PNEUMONIQUES

(Communication faite au VIe Congrès français de Médecine.)

PAR

M. le Dr VIRES

TOULOUSE

IMPRIMERIE ET LIBRAIRIE ÉDOUARD PRIVAT

Librairie de l'Université

14, RUE DES ARTS, 14 (SQUARE DU MUSÉE)

—

1902

CONGRÈS FRANÇAIS DE MÉDECINE

(SIXIÈME SESSION. — TOULOUSE, 1902.)

DE

L'EMPLOI DE L'ALCOOL

CHEZ LES PNEUMONIQUES

(Communication faite au VIe Congrès français de Médecine.)

PAR

M. le Dr VIRES

TOULOUSE

IMPRIMERIE ET LIBRAIRIE ÉDOUARD PRIVAT

Librairie de l'Université

14, RUE DES ARTS, 14 (SQUARE DU MUSÉE)

—

1902

DE

L'EMPLOI DE L'ALCOOL

CHEZ LES PNEUMONIQUES

La pneumonie réclame, suivant le terrain, les facteurs étiologiques, prédisposants ou occasionnels, les hérédités, les prédispositions... des traitements radicalement différents.

Il n'est pas de traitement exclusif, systématique ; souvent même, chez un même pneumonique, et suivant l'évolution de la maladie, telles médications s'associeront, se prêteront appui, que les thérapeutistes à idées préconçues ne voudraient mettre en œuvre que dissociées, seules, exclusives.

La médication alcoolique fut un traitement exclusif, comme l'avait été la saignée, ou les médicaments contro-stimulants.

Il est des cas où l'alcool est très favorable : chez une pneumonique très âgée, asthénisée, et atteinte au sommet droit, il nous a donné un succès remarquable et presque inespéré.

Je le rapporterai d'abord.

Je ferai suivre l'histoire de ma malade de quelques réflexions qui, fixant rapidement l'action de l'alcool dans la pneumonie, nous permettront de préciser les indications et les contre-indications de ce moyen thérapeutique.

OBSERVATION. — Pneumonie du sommet droit chez une femme de soixante-deux ans. — Adynamie profonde. — Abcès du poumon consécutif à la pneumonie. — Traitement par l'alcool. — Guérison.

Le 11 janvier 1902, Marie X..., âgée de soixante-deux ans, petite femme très maigre, fatiguée, polyscléreuse, éprouve un vague refroidissement, suivi d'un point de côté assez violent à droite vers la région mamelonnaire externe. Elle est prise sur le soir d'un grand frisson qui la fait claquer des dents et l'oblige à s'aliter.

Nous la voyons le surlendemain, 17 janvier 1902, dans le lit n° 6 de la salle Sainte-Philomène, de mon service de l'Hôpital-Général.

La malade est dans le décubitus dorsal. La tête est haute sur l'oreiller, la face est pâle, bleuâtre, de teinte cireuse, avec une rougeur à la pommette gauche, qui est comme plaquée d'une couleur vermillonnée, très nette et à contours très précis. Les lèvres sont légèrement cyanosées.

La respiration est dyspnéique, trente à quarante mouvements respiratoires à la minute.

La malade tousse. La toux est sèche, violente, suivie d'une expectoration caractéristique.

Ce sont des crachats demi-transparents, visqueux, adhérents au fond du crachoir.

La douleur, qui était très vive sur le mamelon droit quelques jours auparavant, est atténuée et n'arrive qu'au moment des quintes de toux.

La peau est chaude, le pouls accéléré, 100, température élevée, 39°4. L'appétit est perdu, la langue est rouge aux bords, ratatinée et desséchée, recouverte par ailleurs d'un enduit brunâtre et craquelé de fentes.

La malade n'accuse pas de céphalalgie, mais se plaint de ne pas pouvoir respirer une seconde; elle est, en effet, agitée, inquiète; les forces sont profondément atteintes; les réponses sont faibles, assez difficilement perceptibles; les paroles sont articulées d'une voix chevrotante et comme lointaine; dès que la malade s'assied dans son lit, des éblouissements surviennent; elle ne peut se lever.

Urines rares et colorées.

Devant de tels symptômes, l'examen attentif de l'appareil broncho-pulmonaire s'impose le premier.

L'exploration confirme les prévisions.

Nous ne percevons pas les vibrations vocales sur toute l'étendue de la poitrine, la voix de la malade est évidemment trop faible.

La percussion donne une matité absolue siégeant en arrière au sommet droit, matité étendue depuis ce sommet jusqu'à l'angle inférieur de l'omoplate, matité également dans le creux axillaire droit, depuis le centre de la pyramide qui le constitue jusqu'à la rencontre d'une ligne tirée horizontalement de l'angle inférieur de l'omoplate dans le creux axillaire de la malade assise sur son lit.

La résistance est très grande sous le doigt. Le son est mat. Ce son de percussion devient progressivement plus clair de l'épine à l'angle inférieur pour être normal à la base.

Sonorité et élasticité normales sur toute l'étendue du poumon gauche en arrière.

En avant, le son de percussion donne sous la clavicule droite une sonorité exagérée, intense.

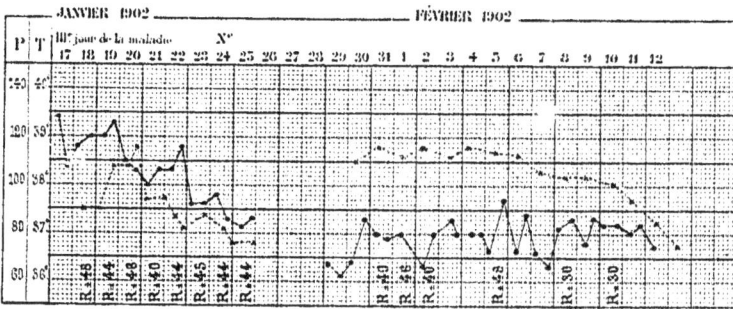

Son de percussion et résistance au doigt, normaux sur toute la partie antérieure du poumon gauche.

Donc, matité absolue et perte d'élasticité dans la fosse sus-épineuse et une zone axillaire de même hauteur; au même niveau, en avant, sous la clavicule, tympanisme, en un point correspondant.

En pleine matité, l'auscultation fait entendre un souffle fort, rude, comme métallique, éclatant sous l'oreille, superficiel, aux deux temps de la respiration; il s'atténue et cesse aux confins de l'angle inférieur de l'omoplate. Il est remplacé par des bruits surajoutés, qui sont des bulles très nombreuses, très fines, crépitantes, sur tout le parcours de l'inspiration et cessant à l'expiration.

Râles aux deux temps, plus gros, plus diffus, modifiés par la toux et l'expectoration dans tout le reste du poumon droit.

Il s'agit bien d'une pneumonie du sommet droit. Seulement, cette hépatisation se fait chez une vieille femme dont la prostration des forces est considérable. La situation paraît très grave. Toute évacuation sanguine est contre-indiquée; les excitants et les toniques semblent les seuls moyens de salut. Je prescris donc du bouillon gras et du lait toutes les trois heures, de la limonade vineuse que j'engage à boire en grande quantité, du vin vieux; 120 grammes de potion de Todd à finir dans la journée et à renouveler le soir.

Je ne suivrai pas par le détail cette observation.

On pourra voir quelles furent les modifications du pouls et de la température et le nombre des respirations pendant la durée de cette pneumonie.

Le pouls fut parallèle à la courbe thermique dans son ensemble : il la coupa cependant le 20 et le 21, sixième et septième jour de l'affection. La courbe thermique n'a pas la régularité de celle de l'adulte; au neuvième jour, une élévation brusque se produisit, la température atteignit 38°7, dépassant de 1° celle de la veille. A partir de ce moment, la fièvre tomba en vingt-quatre heures, le pouls battit 70 à 80, et tout parut terminé, au moins d'après le tracé.

La respiration se montra toujours rapide, difficultueuse, allant de 40 à 48 respirations à la minute.

Les crachats, émis en quantité considérable, offrirent successivement les colorations classiques de brique pilée, de rouille, de jus de réglisse, de marmelade d'abricots, toujours demi-transparents par place, adhérents au fond du crachoir.

Les urines, rares et foncées, furent modifiées par la médication digitalique qui fut prescrite pendant deux jours seulement, le 19 et le 20. Nous dûmes la suspendre parce que le cœur était devenu affolé, qu'il y avait des syncopes. Le pouls restait misérable, mou, dépressible, brusquement plus rapide sous l'influence de ce médicament. Ces mêmes jours, je note des sueurs profuses abondantes qui ne devaient reparaître qu'au neuvième jour, jour de l'élévation critique du thermomètre.

Elles furent jusqu'au 24, c'est-à-dire jusqu'au dixième jour de la maladie, très pauvres en chlorures, puisque je retrouve les chiffres suivants : 17 janvier, 1\u2039r50; 20 janvier, 0,75 centigr.; 22 janvier, 0,90 centigr. Le 24 juin, elles contiennent 4 grammes et le 26, 7\u2039r50.

Les phosphates furent également très diminués. Il n'y eut jamais d'albumine, ni de sucre, ni de pigments biliaires.

On continua, les 17, 18, la potion alcoolique.

Le 19 et le 20, je prescrivis l'infusion de poudre de feuilles de digitale à la dose de 50 centigrammes. La malade réagit mal et je dus, tout en continuant l'alcool, supprimer la digitale. Je la remplaçai par la caféine *intus* et *extra*, qui fut continuée jusqu'au 24 janvier. En même temps, j'augmentai les doses d'alcool, je donnai de l'acétate d'ammoniaque et je tins ma malade jusqu'à l'apyréxie complète sous l'influence constante du vin vieux.

Jusqu'au dixième jour de la pneumonie, les craintes les plus vives ne nous furent pas ménagées. Sans doute, la fièvre n'était pas élevée, mais le pouls que relevaient les injections de caféine était généralement déprimé et très fréquent; la respiration était toujours difficile; la toux extrêmement fréquente, pénible, s'accompagnait d'efforts d'expectoration qui faisaient retomber la malade, inerte et brisée, sur son lit; sans motif, apparaissent de la chaleur vive à la peau, une angoisse extrême, des sueurs profuses. Le sommeil manquait.

Localement, le souffle persiste, doux, tubaire; les râles ronflants et sous-crépitants sont toujours les mêmes.

A dater du dixième jour, la malade peut dormir quelques heures; le pouls diminue de fréquence, se relève, devient perceptible, la chaleur a décru. La malade se sent mieux, la langue est plus humectée, l'expectoration est toujours abondante, la toux persiste, les symptômes locaux restent identiquement les mêmes.

Il semble pourtant que la convalescence va maintenant s'établir franchement, car la fièvre ne paraît plus.

Le 27 janvier, treizième jour de la maladie, les signes fonctionnels et les signes physiques persistent; l'état général est mauvais. La dyspnée persiste et même s'exagère, quarante à cinquante respirations par minute; la toux reprend avec une intensité plus grande et le 30 janvier, nous constatons nettement une expectoration purulente caractéristique.

A ce moment, il n'y a plus de doute, nous sommes en pleine suppuration du sommet droit: la température évolue autour de 37°, mais le pouls bat toujours à 120, 130, petit, faible, dépressible. L'adynamie est extrême; on ne peut tirer la malade d'une prostration constante. Elle semble devoir succomber. Nous reprenons, avec une énergie nouvelle et, à doses élevées, l'alcool, l'acétate d'ammoniaque, le vin vieux. Ce n'est que le 12 février, vingt-huit jours après le début de la maladie, que nous avons quelques lueurs d'espoir. L'état des forces nous paraît meilleur, la langue est plus dépouillée, l'abattement est moins grand, les réponses sont plus nettes et plus fortes. La dyspnée est toujours marquée; la toux, toujours pénible et quinteuse, donne la même expectoration purulente. Mêmes signes. Caverne au sommet droit.

Du 12 février à la fin du mois, la convalescence s'installe, d'abord pénible, douloureuse, puis, de plus en plus franche : nous pouvons bientôt donner de l'essence de térébenthine qui modifie heureusement l'abondance et les caractères des crachats purulents.

La malade peut se lever à la fin du mois : l'expectoration est plus fluide; elle peut s'alimenter plus solidement. Tous les signes d'une excavation considérable persistent au sommet droit. La toux existe encore.

Actuellement, 28 mars 1901, Marie X... est complétement guérie. L'amélioration est allée en progressant depuis les premiers jours de mars, les forces sont revenues petit à petit. L'état local n'a cependant pas subi grande modification.

Tel est ce fait. Il nous confirme que le parti que l'on peut retirer de la médication alcoolique est très considérable. Reste à fonder la médication sur des indications rationnelles.

C'est qu'en effet, la méthode de Todd fut d'abord une manière de révolution, parce qu'elle fut, indistinctement et les yeux fermés, appliquée à tous les cas.

Elle ne fut pas une innovation en matière doctrinale. Déjà l'on savait que l'inflammation du poumon n'est pas toujours subordonnée à la surexcitation des forces vitales, que le contraire se voit souvent; on savait que des saignées chez certains pneumoniques sont extrêmement dangereuses; on utilisait le camphre, le quinquina, les potions toniques et cordiales, l'opium, un des excitants les plus précieux du système nerveux. Boerhaave avait dit que le traitement de la pneumonie devait varier selon les différences dans l'état de la maladie et des symptômes, en sorte que, dans la même maladie, ce qui est utile dans un temps nuit cependant si on le donne dans un autre.

Todd, lorsqu'il prescrit l'alcool à haute dose, vers 1860, procède de *Brown*.

On sait que *Brown*, cet ivrogne de génie, comme l'appelle *Peter*, sans cesse sous le coup de la dépression consécutive à l'excitation momentanée produite sur lui par l'alcool et le laudanum, sans cesse obligé de rechercher dans d'abondantes libations une nouvelle excitation, avait construit le monde à son image et à l'image de ceux au milieu de qui il vivait. *Brown*, pour stimuler, quarante heures durant, ses facultés intellectuelles, fait succéder stimulus à stimulus. Après un repas copieux, le travail de l'esprit; toutes les heures suivantes, un verre de vin de France; dix heures plus tard, nouveau repas, moins

copieux; ensuite, du punch médiocrement fort; enfin, du laudanum ou de l'opium pour chasser le sommeil qui est ainsi
évité pendant les quarante heures nécessaires au travail dé-
siré.

Brown, cet homme du peuple, né pour vivre centenaire et
qui mourut à cinquante-deux ans, ayant usé par son hygiène
excessive un organisme exceptionnellement vigoureux et véri-
fié par lui-même et sur lui-même la doctrine de l'asthénie indi-
recte ou par épuisement; Brown qui faisait consister la vie dans
l'incitabilité et son entretien dans l'incitation, qui ne voyait
dans la maladie qu'un excès ou un défaut d'incitabilité, une
diathèse de sthénie ou d'asthénie; Brown observait au milieu
d'une population spéciale, d'une population de buveurs (Peter).
Aussi quelle longue liste de remèdes excitants et stimulants!
Le vin devient une panacée universelle; le vin, la boisson favo-
rite du médecin écossais, qu'il prescrivait à ses malades, qu'il
partageait souvent avec eux, sans doute pour réunir la force de
l'exemple à l'énergie du précepte.

Todd, comme Brown, admet l'existence d'une faiblesse radi-
cale dans l'économie. Cette faiblesse est telle, devant la maladie, que l'économie succombera toujours si elle n'est pas aidée,
soutenue, sthénisée. Or, le stimulant par excellence, c'est
l'alcool, l'alcool qu'il faut utiliser partout et toujours, dans toutes les maladies aiguës, l'alcool qui est un stimulant et aussi un
aliment capable d'entretenir la chaleur animale et de suractiver
les phénomènes intimes de la vie.

Aliment, stimulant général, sudorifique même, l'alcool sera
donné à doses élevées; et il ne faut pas craindre d'arriver à
l'ivresse, Todd donne une cuillerée à thé ou à soupe d'alcool
toutes les heures, toutes les deux heures, ou toutes les trois
heures, suivant la nature de la maladie et l'état actuel du malade. Si le patient préfère le vin, on le donnera par doses suc-
cessives de 15 à 30 grammes et jusqu'à 600 grammes dans les
vingt-quatre heures.

Bennett, d'Edimbourg, utilise lui aussi l'alcool à titre de
stimulant. Certes, l'alcool n'est pas le remède exclusif, mais il
concourt à l'évolution favorable de la maladie en même temps
qu'une bonne alimentation. Et Bennett formule : lait, thé de
bœuf[1] en quantité aussi considérable que le malade le désire,

---

1. *Beef-tea.* — Prendre une livre de bœuf entièrement maigre et sans mé-
lange d'os, ajouter son poids d'eau froide, faire chauffer jusqu'à ébullition;
au bout d'une minute ou deux de coction, on passe avec expression, puis on
ajoute du sel, des assaisonnements, du caramel.

côtelettes, beafteack et 100 à 200 grammes de vin par jour.

Béhier expérimenta en France la méthode de Todd en 1865. Sur trente-quatre pneumonies, vingt-sept guérissent et sept malades meurent qui ne peuvent être mis à la charge du traitement, dit Béhier, car, au moment de l'entrée, ils étaient dans un état grave.

Traslour, de Nantes, précise les indications de l'alcool dans les maladies aiguës et, en particulier, dans la pneumonie : il essaie une tentative d'explication théorique.

Voici d'abord les indications : « La faiblesse des sujets, l'absence de réaction, la pâleur de la face, le refroidissement de la peau, les crachats purulents faisant craindre l'hépatisation grise, l'étendue de la phlegmasie, l'improbabilité d'une résolution spontanée, la vieillesse, la dépression excessive causée par les antimoniaux : voilà ce qui m'a décidé, dit *Traslour*, à recourir à la médication alcoolique, dont les effets énergiques et rapides ont été avantageux pour les malades. »

Voici maintenant la théorie : La pneumonie est une inflammation. Or, toute inflammation, Cl. Bernard l'a démontré, est due à la paralysie des nerfs vaso-moteurs. Donc, dans la pneumonie il y a paralysie, ou pour le moins diminution de l'action des vaso-moteurs. Les vaso-moteurs étant paralysés, la tension artérielle, fonction de leur régulation locale, va tomber; une faiblesse pourra en résulter et la fièvre qui se montre alors n'est plus une fièvre d'excitation, mais bien de la dépression et de la faiblesse. En conséquence, il faut vaincre la paralysie des vaso-moteurs, remonter la tension artérielle, transformer la fièvre. En première ligne se présentera donc l'indication des excitants, et l'alcool, le premier des excitants, le plus actif et le plus valeureux, convient mieux que tout autre remède.

Ce n'est pas le lieu d'insister sur les recherches expérimentales. Elles manquent, à mon sens, de précision et de rigueur scientifique. En effet, elles ne tiennent pas compte qu'il y a une différence entre l'animal et l'homme qui ingèrent de l'alcool; elles confondent l'usage, l'habitude, l'excès; elles ne délimitent pas l'accoutumance et l'inhabitude, l'état physiologique et l'état pathologique, l'aliment et le poison. Elles ne tiennent pas compte de l'alcool en tant qu'alcool, c'est-à-dire d'un produit de qualité variable, de provenance disparate, de formule chimique modifiée, d'un produit qui n'est ni pur, ni stable, que rendent nocifs des aldéhydes, des éthers, des essences....

L'expérience incontestée des siècles précédents, corroborée par l'étude attentive des pneumoniques d'aujourd'hui, plus particulièrement dans les hospices où se rassemblent les incurables, les débiles, les vieillards, les alcoolisés, les tarés de tout ordre, a posé des indications et des contre-indications de la médication alcoolique.

L'alcool est indiqué chez les pneumoniques qui sont des buveurs de profession; il est indiqué dans les pneumonies dont les caractères *étiologiques*, les *symptômes* et la *marche* offrent certaines particularités.

Au point de vue de l'*étiologie*, l'alcool est de mise quand la constitution médicale est adynamique, quand il y a un alcoolisme antérieur, quand il s'agit d'individus âgés ou affaiblis quand la constitution est détériorée, au cas d'une cardiopathie antérieure par exemple.

Au point de vue des *symptômes locaux*, l'alcool est indiqué dans les pneumonies latentes, dans les pneumonies centrales, dans les pneumonies du sommet, dans les pneumonies sans phénomènes critiques bien précis, sans phénomènes physiques bien nets, dans les pneumonies doubles.

Au point de vue des *symptômes généraux*, l'alcool est indiqué si le pneumonique est dans la prostration, quand le décubitus dorsal lui est seul possible, quand il est dans le coma ou, au contraire, dans le délire et l'agitation; quand, comptant le pouls, on le trouve rapide ou peu fréquent, mais très dépressible, très mou, constamment en hypotension; quand le cœur est faible, les forces épuisées, l'état général gravement atteint.

Au point de vue de la *marche*, l'alcool est indiqué si la pneumonie passe à l'hépatisation grise, à la purulence; quand une pneumonie nouvelle se mêle à celle qui est en voie de résolution et de disparition.

Il est des contre-indications :

Étiologiques, elles se tireront du froid sec, de la jeunesse, de la robustesse, de la vigueur des malades.

Symptomatiques, elles découleront des lésions bien nettement localisées et circonscrites, des phénomènes critiques réalisés aux jours prévus et d'une façon franche et complète, d'une défervescence brusque, rapide, intégrale.

L'alcool sera inutile et contre-indiqué si le pouls est dur, plein, bondissant, la face rouge, congestionnée, injectée, les carotides saillantes et battantes; contre-indiqué encore si les voies digestives sont embarrassées, si la langue est sèche, brûlée, l'épigastre douloureux.

L'indication posée et la médication alcoolique acceptée, il faut savoir que les doses varient suivant l'âge, suivant le sexe,

suivant le tempérament du sujet, l'intensité de la pneumonie, l'état des forces du pneumonique.

Béhier prescrivait 80 à 300 grammes d'eau-de-vie ordinaire,
étendus dans 80 à 120 grammes d'eau édulcorée. Une cuillerée
à soupe de cette potion était donnée toutes les deux heures au
malade.

Béhier, concurremment, donnait de l'acétate d'ammoniaque.
Il prescrivait 8 à 12 grammes d'acétate d'ammoniaque dans
120 grammes d'eau. On alternait d'heure en heure cette potion
avec la potion alcoolique.

Péchollev donnait 100 à 120 grammes d'eau-de-vie par jour.

> Alcool...................... .... 60 grammes.
> Eau......... .... 120 —
> Sirop de fleurs d'oranger.......... 30 —
> Deux fois par jour.

La *potion de Todd* a été très modifiée, et chaque praticien a
sa formule.

Fonssagrives employait la suivante :

> Eau-de-vie.................... 60 à 120 grammes.
> Hydrolat de menthe.......... 60 à 120 —
> Sirop de Tolu................ 30 à 60 —

Chaque cuillerée à bouche contient 4 grammes d'eau-de-vie.
On les rapproche plus ou moins, suivant le résultat à atteindre.

Telles sont les indications de l'alcool dans le traitement des
pneumonies. Ce qui est acquis, et définitivement, c'est l'heu-
reuse influence des substances alcooliques dans des maladies
où, autrefois, on les proscrivait, où même, on les remplaçait
par la saignée, aveugle, systématique.

Là est le progrès.

Il ne faut donc pas que les données dues à Todd et à Béhier
disparaissent. Ce qui guidera dans le choix de l'alcool, c'est
l'analyse de la maladie, c'est sa décomposition en ses éléments
constitutifs, c'est la mise en position vis-à-vis de chacun de
ceux-ci d'une indication précise, c'est la hiérarchisation de
l'indication. Si l'on remonte analytiquement des effets aux
causes et des phénomènes dynamiques ou organiques qui tra-
duisent l'effort de l'organisme vivant vis-à-vis de la cause
morbifique, si l'on analyse les forces qui animent ce même
organisme, on trouvera les motifs d'agir et les raisons d'inter-
venir.

Le mal serait de généraliser la médication et de l'appliquer sans discernement à tous les cas.

On l'évitera par la recherche des indications ; on n'abusera pas d'une idée juste.

L'alcool n'est indiqué que là où s'accusent, pour le clinicien, l'asthénie et l'état de dépression, le faiblissement menaçant cardio-vasculaire et calorifique, là où l'appareil fébrile, qui est le compagnon coutumier de certaines lésions, est enchaîné en quelque sorte par l'âge, la débilité, l'atteinte portée à la constitution par la misère, les tares pathologiques, ancestrales ou acquises.

L'alcool est extrêmement utile chez les vieillards et chez les épuisés, chez tous ceux, infectés, diathésiques, toxi-infectés, qui réalisent le programme d'une vieillesse anticipée. Mais ne faisons pas à ce brownisme rajeuni l'abandon des principes de la thérapeutique rationnelle qui repose tout entière dans l'analyse d'abord, dans la synthèse complète de la maladie et du malade ensuite, sur cette assise fondamentale du diagnostic et du traitement, l'INDICATION.

Toulouse, Imp. DOULADOURE PRIVAT, rue St-Rome, 39. — 1371